BEI GRIN MACHT SICH IHR WISSEN BEZAHLT

AF141755

- Wir veröffentlichen Ihre Hausarbeit,
  Bachelor- und Masterarbeit

- Ihr eigenes eBook und Buch -
  weltweit in allen wichtigen Shops

- Verdienen Sie an jedem Verkauf

Jetzt bei www.GRIN.com hochladen und kostenlos publizieren

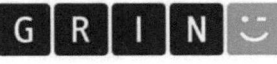

Katharina Forster

Das Gesundheitskonzept von Aaron Antonowsky. Zur möglichen Bedeutung des Koheränzgefühls bei der Entstehung des Burnout-Syndroms in der Altenpflege

GRIN Verlag

Bibliografische Information der Deutschen Nationalbibliothek:

Die Deutsche Bibliothek verzeichnet diese Publikation in der Deutschen National-
bibliografie; detaillierte bibliografische Daten sind im Internet über http://dnb.d-
nb.de/ abrufbar.

Impressum:

Copyright © 2007 GRIN Verlag GmbH
Druck und Bindung: Books on Demand GmbH, Norderstedt Germany
ISBN: 978-3-638-91219-8

Dieses Buch bei GRIN:

http://www.grin.com/de/e-book/83852/das-gesundheitskonzept-von-aaron-anto-
nowsky-zur-moeglichen-bedeutung-des

Hausarbeit zum Thema

Salutogenese nach Aaron Antonowsky:

Zur möglichen Bedeutung des Koheränzgefühls bei der Entstehung von Burnout in der Altenpflege

Hamburger Fernhochschule

Studiengang Pflegemanagement

Fach Gesundheitswissenschaft

Frühjahrssemester 2007

Katharina Forster

Inhaltsverzeichnis

1 Themenabgrenzung

In der Vergangenheit wurde durch die Dominanz der naturwissenschaftlichen Medizin das Thema Gesundheit geprägt durch den Begriff der Krankheit. Diese „.. pathologische Orientierung versucht(e) zu erklären, warum Menschen krank werden (und) sie unter eine gegebene Krankheitskategorie fallen." (ANTONOWSKY 1997, 15).

Demgegenüber steht die neuere Tendenz, die sich nicht der Heilung von Krankheit verschreibt, sondern vielmehr die Wiederherstellung und Erhaltung von Gesundheit fokussiert, die „salutogenetische Orientierung, die sich auf die Ursprünge der Gesundheit konzentriert …" (ANTONOWSKY 1997, 15). Die Fragen, die hier zu klären sind, lauten; „Warum befinden sich Menschen auf der positiven Seite des Gesundheits-Krankheits-Kontinuums oder warum bewegen sie sich auf den positiven Pol zu, unabhängig von ihrer aktuellen Position?" (ANTONOWSKY 1997, 15).

Den Kerngedanken des salutogenetischen Modells stellt die Theorie des Koheränzgefühls dar, das sich nach Antonowsky im Lauf des Lebens entwickelt und auch verändern kann. Seiner Aussage nach trägt die Stärke des Koheränz-gefühls maßgeblich dazu bei, wie Menschen mit Einwirkungen von außen umgehen und wo sie sich auf dem Gesundheits-Krankheits-Kontinuum wahr-nehmen. (vgl. ANTONOWSKY 1997, 33)

Aus diesem Gedanken lässt sich schließen, dass eine Veränderung des Koheränz-gefühls ihre Position verändern und sie somit mehr auf den einen oder anderen Pol des Gesundheits-Krankheits-Kontinuums zubewegen könnte.

Er geht weiter davon aus, dass eine Person mit einem starken SOC (= Koheränz-gefühl) „ ..eher als eine mit einem schwachen SOC einen Stressor als glücklicher, weniger konfliktreich oder weniger gefährlich bewertet." (ANTONOWSKY 1997, 128/129)

Diese Annahme soll im Folgenden auf die mögliche Wirksamkeit bei der Vermeidung einer im Gesundheitswesen – hier exemplarisch in der Altenpflege – zunehmend auftretenden Einschränkung des Wohlbefindens, dem Burnout- Syndrom, betrachtet werden.

2 Das Gesundheitskonzept von Aaron Antonowsky

2.1 Begriffe

2.1.1 Salutogenese und Pathogenese

Diese beiden Ansätze haben eine zentrale Gemeinsamkeit, sie sind „ ...auf der Annahme einer fundamentalen Dichotomie zwischen gesunden und kranken Menschen begründet." (ANTONOWSKY 1997, 23)

„Die dichotome Einteilung ist die Einteilung des Begriffsumfanges in zwei zueinander komplementäre Artbegriffe: Ein Begriff A wird in zwei Begriffe B und Nicht-B eingeteilt, die den Umfang des einzuteilenden Begriffes vollständig erfassen." (WIEDEMANN)

Ein Unterschied besteht nach Antonowsky darin, wie man diesen Sachverhalt beleuchtet. Aus salutogenetischer Sicht geht es darum, Krankheit zu vermeiden und aus pathologischer Sicht steht die Behandlung von Krankheit im Vordergrund.
Die Pathogenese geht weiter davon aus, „ ... dass Krankheiten durch Erreger ausgelöst werden ... Der Risikofaktor, der Stressor, hat die Vorstellungskraft erobert." (ANTONOWSKY 1997, 24/25) Die Salutogenese berücksichtigt eher, wie man das „ ... gesunde Ende des Kontinuums..." erreicht. Es ist wichtig, „ ...dass es sich hierbei oftmals um verschiedene Faktoren handelt. Man bewegt sich nicht allein dadurch in diese Richtung, dass man ein geringes Maß an Risikofaktoren ... aufweist." (ANTONOWSKY 1997, 25)

2.1.2 Stressoren

Stressoren, die Antonowsky als „Herausforderungen, für die es keine unmittelbar verfügbaren oder automatisch adaptiven Reaktionen gibt" (ANTONOWSKY 1997, S. 43) definiert, sind ein wesentliches Element des Konzeptes der Salutogenese. Die Pathogenese sieht Stressoren als rein negative Einwirkungen auf den Organismus, die es zu reduzieren gilt; dies ist aus salutogenetischer Sicht nicht der Fall: „Stressoren werden nicht als etwas Unanständiges angesehen, das fortwährend reduziert werden

4

muss, sondern als allgegenwärtig. Darüberhinaus werden die Konsequenzen von Stressoren nicht notwendigerweise als pathologisch angenommen, sondern als möglicherweise sehr wohl gesund – abhängig vom Charakter des Stressors und der erfolgreichen Auflösung der Anspannung." (ANTONOWSKY 1997, S. 30)

2.2 Das Konzept des Koheränzgefühls

2.2.1 Definition Koheränzgefühl

„ Das SOC (Koheränzgefühl) ist eine globale Orientierung, die ausdrückt, in welchem Ausmaß man ein durchdringendes, andauerndes und dennoch dynamisches Gefühl des Vertrauens hat, dass

1. die Stimuli, die sich im Verlauf des Lebens aus der inneren und äußeren Umgebung ergeben, strukturiert, vorhersehbar und erklärbar sind;

2. einem die Ressourcen zur Verfügung stehen, um den Anforderungen, die diese Stimuli stellen, zu begegnen;

3. diese Anforderungen Herausforderungen sind, die Anstrengung und Engagement lohnen." (ANTONOWSKY 1997, 36

2.2.2 Komponenten des Koheränzgefühls

Gefühl der Verstehbarkeit

Aus Punkt 1 der Definition lässt sich das Gefühl der Verstehbarkeit ableiten, das auch den Kern der Definition darstellt. Damit ist das Maß gemeint, in dem man Stimuli als sinnvoll wahrnimmt. Liegt bei einer Person ein hohes Maß an Verstehbarkeit vor, so wird davon ausgegangen, dass diese die zukünftigen Stimuli, die sie erwarten, als vorhersagbar annimmt oder sie wenigstens einordnen und erklären können wird. Dies sagt allerdings nichts darüber aus, ob die Stimuli erwünscht sind. Aber auch bei nicht erwünschten Stimuli hat die Person die Gewissheit, dass sich alles regeln wird. (vgl. ANTONOWKSY 1997, 34/35)

Gefühl der Machbarkeit/Handhabbarkeit

Dies lässt sich aus Punkt 2 der obigen Definition ableiten. Hier geht es darum, dass auf die einströmenden Stimuli reagiert werden kann, indem die Person über ausreichend Ressourcen verfügt, um ihnen zu begegnen. Hier sind sowohl solche Ressourcen gemeint, die sie selbst steuert, oder solche, die außerhalb der eigenen Person bereitstehen. Ist das Gefühl der Handhabbarkeit stark ausgeprägt, so wird die Person sich selbst weniger als Opfer oder ungerecht behandelt sehen. Es geht darum, mit den Ereignissen mit denen man konfrontiert wird, umzugehen.

(vgl. ANTONOWKSY 1997, 35)

Gefühl der Bedeutsamkeit

Abzuleiten aus Punkt 3 der Definition ist das Gefühl der Bedeutsamkeit. Diese Komponente repräsentiert das motivationale Element. Ereignisse in Lebensbereichen, die Personen sehr am Herzen liegen, aus Sicht der Emotionalität und nicht nur bezogen auf die Kognition, werden eher als Herausforderung angesehen und als wichtig genug, um emotional darauf zu reagieren bzw. sich zu engagieren.

(ANTONOWSKY 1997, 35)

2.2.3 Zusammenhang zwischen den Komponenten

In diesem Zusammenhang spricht ANTONOWKSY von GRRs, sog. Widerstands-ressourcen, die im Zusammenhang mit den Komponenten des Koheränzgefühls stehen. „Die implizite Annahme war, daß (!) ein GRR notwendigerweise alle drei Typen von Erfahrungen bietet." (ANTONOWSKY 1997, 36)

Er geht davon aus, dass es an sich vernünftig wäre, anzunehmen, dass die Komponenten des Koheränzgefühls untrennbar miteinander verbunden sind und wies empirisch nach, dass die Verbindungen zwischen ihnen tatsächlich sehr hoch, aber nicht perfekt sind. Es ist genauso möglich, dass eine Person einen hohen Anteil der einen und einen niedrigen der anderen Komponente besitzt. Er entwickelte einen dynamischen Zusammenhang der Komponenten in Form einer Tabelle, die er folgendermaßen erklärt:

Die Typen 1 und 8 mit gleich hohen Werten aller Komponenten, sind unproblematisch, sie sehen die Welt entweder kohärent oder inkohärent. Die Typen 2 und 7 sind aufgrund der sich eigentlich gegenseitig ausschließenden Eigenschaften schwer zu finden. Die Typen 3 und 6 hingegen wertet ANTONOWSKY als instabil wegen eines hohen Veränderungsdruckes, er nimmt eine Veränderung des Types 3 in Richtung Typ 1 und eine Veränderung des Types 6 in Richtung Typ 8 an. Typ 5 könnte sich höchstwahrscheinlich ebenfalls in Richtung Typ 8 verändern. Die interessante Konstellation des Typ 4 lässt keine Schlussfolgerung der Richtung in die er sich verändern wird, zu. (vgl. ANTONOWSKY 1997, 36 – 38)

Abbildung 1: Dynamischer Wechselseitiger Zusammenhang der SOC-Komponenten

Komponente

Typus	Verstehbarkeit	Handhabbarkeit	Bedeutsamkeit	Vorhersage
1	hoch	hoch	hoch	stabil
2	niedrig	hoch	hoch	selten
3	hoch	niedrig	hoch	Veränderung nach oben
4	niedrig	niedrig	hoch	Veränderung nach oben
5	hoch	hoch	niedrig	Veränderung nach unten
6	hoch	niedrig	niedrig	Veränderung nach unten
7	niedrig	hoch	niedrig	selten
8	niedrig	niedrig	niedrig	stabil

2.2.4 Bedeutung von Grenzen für das Koheränzgefühl

Jeder Mensch zieht Grenzen um sich, schränkt seinen Lebensbereich ein. Dies hat eine große Bedeutung auf das Koheränzgefühl und somit darauf wie man die Welt sieht. So kann ein Mensch auch ein starkes Kohärenzgefühl besitzen, die Welt um sich herum jedoch trotzdem als inkohärent ansehen.

„Entscheidend ist, ob es bestimmte Lebensbereiche gibt, die von subjektiver Bedeutung für die Person sind. Wenn dem nicht so ist, dann ist … die Wahrscheinlichkeit für ein starkes SOC gering. Gibt es jedoch solche Bereiche, dann stellt sich die Frage, ob die Person diese als verstehbar, handhabbar und bedeutsam ansieht. … Erstens halte ich es nicht für möglich, ein starkes SOC aufrechtzuerhalten, wenn man die Grenzen so eng zieht, dass die folgenden vier Bereiche jenseits der

Bedeutungsgrenze liegen: die eigenen Gefühle, die unmittelbaren interpersonellen Beziehungen, seine wichtigste eigene Tätigkeit und existentielle Fragen ... Zu viel von unseren Energien und ein zu großer Teil unseres Selbst sind so unausweichlich mit diesen Bereichen verbunden, dass sich ihre Signifikanz nicht leugnen lässt." (ANTONOWSKY 1997, 3)

2.3 Wege zu erfolgreichem Coping und zu Gesundheit

Hierbei treten die Stressoren, denen Menschen täglich immer wieder ausgesetzt werden in den Mittelpunkt. Mittels Coping können diese verarbeitet werden, Coping meint dabei ganz allgemein Verarbeitungsstrategien, die jeder Mensch besitzt, und die mehr oder weniger zahlreich und ausgeprägt sein können. Stressoren werden in der Pathogenese als negative Einflüsse angesehen, nicht jedoch aus salutogenetischer Sicht. „Das Versäumnis, die Definition der Stressoren auf alle Stimuli auszuweiten, ..., unabhängig davon, ob sie als gefährdend eingeschätzt werden, unterliegt dem weit verbreiteten Versäumnis, zwischen Spannung und Stress zu unterscheiden (und rührt von einer pathogenen Orientierung)." (ANTONOWSKY 1997, 125)

ANTONOWSKY sieht das Koheränzgefühl nicht als eine Art von Coping, sondern als einen Einflussfaktor darauf, welche Coping-Strategie von der jeweiligen Person gewählt wird. Dabei gibt es einen Unterschied, ob eine Person bestimmte Widerstandsressourcen hat oder diese auch tatsächlich anwenden kann. „... der wahre Vorteil einer Person mit einem starken SOC kommt erst dadurch zutage, dass sie ... das mobilisieren kann, was als Ressource oder Ressourcenkombination am geeignetsten zu sein scheint. Der entscheidende Faktor im Prozess der Mobilisierung ist das starke Bedeutsamkeitsgefühl. Die Person mit einem starken SOC wird bei Konfrontation mit einem Stressor eher Engagement, Hingabe und Bereitschaft, sich mit dem Stressor auseinanderzusetzen, empfinden." (ANTONOWSKY 1997, 131)

Vergleicht man die wahrscheinliche Haltung einer Person mit hohem SOC gegenüber einem Stressor mit der einer Person mit einem niedrigen SOC, käme man vermutlich zu dem Ergebnis, dass die Person mit hohem SOC sich eher auf die Problemlösung konzentrieren würde, auf die Frage, wie das Problem gelöst werden kann und wird eine Herausforderung darin sehen, alles zu ordnen und zu klären. Die Person mit dem niedrigen SOC würde sich vermutlich darauf konzentrieren, wie sie mit den durch den Stressor verursachten Unannehmlichkeiten zurecht kommt, sie wird weniger wahrscheinlich versuchen das Problem zu lösen, sondern ihre Energie darauf verwenden, damit zu leben oder einen fehlerhaften Coping-Versuch unternehmen. (vgl. ANTONOWSKY 1997, 131/132)

3 Das Burnout-Syndrom

3.1 Definition Burnout

„Ein Burnout-Syndrom liegt vor, wenn sich der Betroffene gefühlsmäßig ausgezehrt fühlt, was mit Empfindungen des Ausgelaugtseins und der Überbeanspruchung einhergeht *(emotionale Erschöpfung)*. Das Erleben der eigenen Nützlichkeit und Effektivität ist stark beeinträchtigt, womit Gefühle der Hilflosigkeit und des Ausgeliefertseins verbunden sind *(reduziertes Wirksamkeitserleben)*. Ein drittes Kennzeichen ist die Versachlichung von menschlichen Beziehungen, die durch gefühllose und abgestumpfte Reaktionen gegenüber Mitmenschen charakterisiert ist *(Depersonalisierung)*." (MASLACH in SCHMIDT 2004, 33)

3.2 Entstehung des Burnout-Syndroms

Burnout ist keine Krankheit in dem Sinn, dass sie eines Tages plötzlich ausbricht. Es wird vielmehr „... davon ausgegangen, dass es sich beim Burnout-Syndrom um einen Entwicklungsprozess handelt, der verschiedene Stadien durchläuft, ..." (SCHMIDT 2004, 34)

Viele Menschen zeigen von Zeit zu Zeit das ein oder andere Symptom des Burnouts, was nicht zwangsweise zur völligen Erschöpfung führen muss. Auch ist Burnout „... nicht als chronische Krankheit oder wie eine Allergie anzusehen, die, einmal erworben, bis zum Lebensende bei einem bleibt." (HÖLZER 2003, 5)

Es kann keine allgemeine Aussage darüber getroffen werden, wie Burnout entsteht, es gibt keine spezielle Burnout-Persönlichkeit. Als Risikofaktoren lassen sich viele Belastungen des Alltags nennen, die sich in äußere Bedingungen und allgemeine Persönlichkeitsmerkmale unterteilen lassen.

- *Äußere Bedingungen:* berufliches Umfeld, gesellschaftliche/wirtschaftliche und politische Faktoren, Aspekte des Privatlebens
- *Allgemeine Persönlichkeitsmerkmale:* Unsicherheit/Ängstlichkeit, Perfektionismus, starres Weltbild, mangelnde Abgrenzung, fehlendes Bewältigungspotential (vgl. SCHMIDT 2004, 41 – 43)

In der Literatur wird häufig über den Zusammenhang zwischen Stress und Burnout diskutiert, hier zwei Beispiele:

„Stress ist eng mit der Entstehung von Burnout verbunden, denn dauerhafte Überbelastung und Überforderung oder ständige Misserfolgserlebnisse, wie beim Burnout-Prozess beschrieben, lösen Stressreaktionen aus." (SCHMIDT 2004, 55)

„Stress und Burnout stehen in enger Beziehung zueinander, bedeuten aber nicht das gleiche." (HÖLZER 2003, 86)

3.3 Phasen und Symptomatik des Burnout-Syndroms

BURISCH entwickelte 1994 eine 7-Stadien-Einteilung. Nach HÖLZER ist dieses Modell „...bildlich vorstellbar als eine nach unten führende Treppe. Auf jeder Stufe besteht die Möglichkeit umzukehren. Je weiter man jedoch nach unten gestiegen ist, umso anstrengender wird der Rückweg." (HÖLZER 2003, 5)

Im Folgenden möchte ich auf die einzelnen Stadien kurz eingehen (vgl. HÖLZER 2003, 6 – 25):

Phase 1:Warnsignale

Dies lässt sich als erster Schritt in Richtung Burnout charakterisieren. Diese Phase ist gekennzeichnet durch hohes Engagement, Begeisterung, Dynamik und Aktivität.

Symptome:

- Starke Identifikation mit den BewohnerInnen
- Selbstüberschätzung durch hochgesteckte Ziele
- Freiwillige Leistung unbezahlter Mehrarbeit
- Ständiges Angebot bei personellen Engpässen einzuspringen
- Verdrängung von Misserfolgen und Enttäuschungen
- Beschränkung sozialer Kontakte auf KollegInnen
- Vorherrschendes Gefühl, nie Zeit zu haben

Diese Symptome können einzeln oder als Gesamtheit auftreten und sind noch kein Anlass für die Diagnose „Burnout".

Phase 2: Reduziertes Engagement

Auf die erste Phase des Überengagements folgt der Beginn des Ausbrennens durch eine Art innere Kündigung.

Symptome:

- In Bezug zu den Pflegebedürftigen: Verlust positiver Gefühle, Distanz, Schuldzuweisungen für persönliche und arbeitsbezogene Probleme, höhere Akzeptanz von Kontrollmitteln wie Psychopharmaka, Betonung von Fachjargon einerseits und Verrohung der Sprache andererseits
- Im Umgang mit anderen Menschen: Schwierigkeiten zu geben und zuzuhören, Verlust von Empathie, Verständnislosigkeit, Zynismus
- Im Bezug auf das Arbeitsverhältnis: Desillusionierung, negative Einstellung, Widerwillen und Überdruss gegen den täglichen Gang zur Arbeit, Fluchtphantasien, verspäteter Arbeitsbeginn, Überziehung der Pausen, Fehlzeiten
- Die eigene Person betreffend: Partnerprobleme, Konflikte mit den Kindern, Konzentration auf die eigenen Ansprüche, Gefühl mangelnder Anerkennung, Gefühl ausgebeutet zu werden

Hinweis auf beginnendes Burnout ist das anhaltende Vorhandensein aller oder vieler dieser Symptome. Es gibt in diesem Stadium noch viele Möglichkeiten dem Burnout zu entgehen.

Phase 3: Emotionale Reaktion

Viele der anfänglichen Ziele werden aufgegeben, häufig treten psychosomatische Beschwerden auf, es herrscht eine veränderte Stimmungs- und Gefühlslage:

- Depression
- Aggression

Der Unterschied zur vorausgegangenen Phase besteht besonders darin, dass sich die Frustration störend auf die Umwelt auswirkt.

Phase 4: Abbau

Charakteristika sind Leistungsabfall und Distanziertheit sowie das Auftreten der emotionalen Reaktionen aus Phase 3.

Symptome:

- Arbeitsunlust, Mangel an Initiative
- Produktivitätsverlust
- Vergesslichkeit, Konzentrationsverlust
- Ungenauigkeit
- Schwarz-weiß-Denken
- Widerstand gegen Veränderungen, Dienst nach Vorschrift

Die Betroffenen setzen sich häufig mit den Fehlern und Unzulänglichkeiten des Arbeitstages auseinander, was sie zusätzlich belastet, da eine aktive Problemlösung nicht möglichist. Aussagen wie „das war schon immer so" treten auf, Neuerungen wirken verunsichernd und bedrohend.

Phase 5: Verflachung

Diese Phase ist geprägt von der Verarmung des Erlebens, die Lebensqualität geht verloren.

Symptome:

- Gleichgültigkeit, Apathie, allgemeines Desinteresse
- Einsamkeit
- Gefühlsverarmung
- Langeweile, Aufgabe von Hobbys
- Stark reduzierte Anteilnahme an anderen, Verlust von Mitleid
- Ignorieren von Hilfsbedürftigkeit
- Meidung von Gesprächen über die eigene Arbeit

Die Arbeit wird unerträglich, das Privatleben funktioniert nicht mehr. Auch in dieser Phase kann das endgültige Ausbrennen noch vermieden werden, der Bedarf an professioneller Hilfe steigt jedoch an.

Phase 6: Psychosomatische Reaktionen

Körperliche Symptome treten auf:

- Schwächung des Immunsystems
- Schlafstörungen
- Sexuelle Störungen
- Tachykardie, Angina pectoris, Atembeschwerden, Hypertonie
- Muskelverspannungen, Kopfschmerzen, Hauterkrankungen
- Magen-Darm-Beschwerden, Gewichtsveränderungen
- Alkohol-, Drogen-, Koffein-, Tabakmissbrauch

Vielfach werden Ärzte aufgesucht, die häufig verborgene Depression wird nicht immer erkannt.

Phase 7: Verzweiflung

Wurde in den vorherigen Phasen Hilfe nicht angenommen, entsteht ein Gefühl der Resignation und Hoffnungslosigkeit. Verzweiflung tritt verstärkt auf mit Emotionen wie:

- Negative Einstellung zum Leben
- Sinnlosigkeit der eigenen Existenz
- Suizidgedanken

Eine Befreiung ohne fremde Hilfe ist kaum mehr möglich, es drohen Isolation und Realitätsverlust. Weiter besteht ein latentes Suizidrisiko.

3.4 Burnout und Altenpflege

Das Burnout-Syndrom ist in allen Berufen zu finden und ist wie bereits erläutert mit Auftreten von Stress verbunden. Im Berufsfeld Gesundheitswesen ist das Burnout ein immer deutlicher hervortretendes Problem. Wieso gerade in diesem Feld? Diese Frage möchte ich nun diskutieren.

Allgemein kann in den Raum gestellt werden, dass das Helfer-Syndrom die Entstehung begünstigen kann, viele Menschen mit Helfer-Syndrom sind in gesundheitlichen Berufen tätig.

„Zu den burnoutfördernden Wesensmerkmalen gehören ausgerechnet diejenigen emotionalen Qualitäten, die Menschen zur Ausübung eines Pflegeberufes eigentlich als Voraussetzung benötigen, nämlich ein hohes Maß an Einfühlungsvermögen, Mitleidsfähigkeit und Mitgefühl." (HÖLZER 2003, 52)

Dass aus der Gesamtheit der Pflegenden viele AltenpflegerInnen an Burnout in einer der von BURISCH entwickelten Phasen leiden, lässt sich damit erklären, dass auf ihnen ein höherer emotionaler Druck lastet, als beispielsweise bei Pflegekräften im Krankenhaus.

„Während im Krankenhaus PatientInnen kommen und gehen, ziehen Menschen in ein Pflegeheim, um dort wohnen zu bleiben. In der Regel verbringen sie hier ihren letzten Lebensabschnitt. Sie sind BewohnerInnen. Von AltenpflegerInnen werden also als wichtiger Bestandteil ihrer Tätigkeit auch betreuerische und sozialpflegerische Qualitäten erwartet. ... Viel stärker als in Kliniken mit wechselnder Klientel prägen Erfahrungen von Intimität und Nähe die Arbeit des Altenpflegepersonals." (HÖLZER 2003, 36)

AltenpflegerInnen sind häufig auch öfter mit Grenzerfahrungen wie Sterben und Tod konfrontiert, als Klinikpersonal, denn an „keinem anderen Arbeitsplatz, Intensivstation und Hospiz einmal ausgenommen, sind Leiden und Tod so gegenwärtig ... wie im Altenheim. Trotzdem oder vielleicht gerade deshalb stellt dieser ... letzte Lebensabschnitt für viele Pflegekräfte eine starke seelische Belastung dar. ... Dem Tod voraus geht oft ein langes ... Siechtum. ... Das Erfolgserlebnis Heilung als Lohn ihrer pflegerischen Bemühungen bleibt .. aus." (HÖLZER 2003, 44)

Betrachtet man die Situation aus Sicht der AltenpflegerInnen, so kann zusammenfassend gesagt werden: „Stressfaktoren wie niedriger sozialer Status, problematische Pflegebeziehungen und nicht zuletzt die zu knappe Personalbemessung sind kennzeichnend für die Altenpflege aus der Perspektive dieser Berufsgruppe." (HÖLZER 2003, 42)

Es lässt sich zusammenfassen sagen, dass AltenpflegerInnen einer großen Anzahl an Stressfaktoren ausgesetzt sind, die aus physischen sowie psychischen Belastungen bestehen. Daraus könnte nun der Schluss gezogen werden, dass zwangläufig jede Pflegekraft, besonders im Bereich der Altenpflege im Lauf ihres Berufslebens „ausbrennt". Diese Aussage wäre sicherlich nicht haltbar. Warum also brennen manche Pflegekräfte aus und andere nicht?

4 Mögliche Bedeutung des Koheränzgefühls bei der Entstehung des Burnout-Syndroms in der Altenpflege

4.1 Ausgangspunkt

Bedenkt man, dass Stressfaktoren und die unzureichende Möglichkeit damit umzugehen, Stress hervorrufen und knüpft dies an folgende Aussage: „Stress ist eng mit der Entstehung von Burnout verbunden..." (SCHMIDT 2004, 55) könnte angenommen werden, dass die hinreichende Adaption von Stressfaktoren zu deutlich weniger Stress und somit weniger wahrscheinlich zu Burnout führt. SCHMIDT zieht in ihrem Kapitel zur Stressbewältigung unter anderem ANTONOWSKY heran, der sich mit der Frage beschäftigte, „warum einige Menschen trotz hoher Stressbelastung gesund bleiben, während andere schon bei geringer Stressbelastung erkranken. ... Seine These ist, dass das Bewältigungshandeln einer Person im Umgang mit Stressoren ein entscheidender Faktor ist." (SCHMIDT 2004, 61)

Dies wirft die Frage auf, ob das Koheränzgefühl einer Person Einfluss darauf hat, ob eine Person mehr oder weniger anfällig für Stress und somit für Burnout ist.

4.2 Mögliche Bedeutung

ANTONOWSKY geht davon aus, „...dass ein Stimulus, der als Stressor definiert wurde als glücklich oder unglücklich bewertet werden kann, als positiv oder das persönliche Wohlbefinden gefährdend. „... Die Person mit einem starken SOC wird meiner Ansicht nach eher als eine mit einem schwachen SOC einen Stressor als glücklicher ... bewerten. Wieder einmal stellt das ... Vertrauen, dass die Dinge sich schon gut entwickeln werden, ..., eine relevante Ressource dar." (ANTONOWSKY 1997, 129)

Er geht also davon aus, dass nicht die Tatsache welche oder wie viele Stressoren auf eine Person eintreffen, maßgeblich daran beteiligt ist, wie sie mit ihnen umgeht oder ob sie Unwohlsein auslösen, sondern dass die Art wie die Person mit den Stressoren umgeht, also welche Methoden des Coping sie anwendet, darauf Einfluss nimmt.

Diese Art mit einem Stressor umzugehen, führt er auf das SOC, das Koheränzgefühl der Person, zurück. Wie bereits beschrieben, setzt sich dieses aus verschiedenen Komponenten zusammen:

- Gefühl der Verstehbarkeit (sense of comprehensibility)
- Gefühl der Machbarkeit (sense of manageability)
- Gefühl der Bedeutsamkeit (sense of meaningfulness)

Er stuft Personen, deren Kompetenzen in den drei Komponenten gleich hoch (starkes SOC) oder niedrig (schwaches SOC) sind als stabile Personen ein, da sie ihre Welt eher als in sich kohärent oder inkohärent erleben. Personen mit unterschiedlich ausgeprägten Kompetenzen in den drei Komponenten werden als instabil eingestuft, da sie ihre Welt als in sich unstimmig sehen, was zu Unsicherheiten, Veränderungsdruck und Verständnisdefiziten führen kann. Je nachdem welche der Komponenten mehr oder weniger stark ausgeprägt ist, werden diese Personen sich nach oben hin zu einer kohärenten oder nach unten hin zu einer inkohärenten Sicht ihrer Umwelt verändern können. ANTONOWSKY weist der Komponente der Bedeutsamkeit die wichtigste Rolle zu, da er sie als Grundlage für ein hohes Maß an Machbarkeit und Verstehbarkeit sieht, weist jedoch darauf hin, dass das SOC als Ganzes für das Coping eine wesentliche Rolle spielt.

Folgendes Alltagsbeispiel von AltenpflegerInnen soll dies verdeutlichen:

Auf der Station der Pflegeeinrichtung befindet sich ein/e ausgebildete AltenpflegerIn (AP) mit zwei Hilfskräften. Es ist 9:00 morgens, die BewohnerInnen werden gerade pflegerisch zu versorgt, die AP ist am Medikamentenschrank weil ein Bewohner Schmerzen angegeben hat, es klopft am Stützpunkt, ein Hausarzt möchte die Verordnungen seiner drei Patienten besprechen, sie bittet ihn in den Stützpunkt; in diesem Moment kommt ein aufgebrachter Besucher, der verärgert ist, weil seine Angehörige, eine Bewohnerin, die von der AP zu versorgen ist, noch nicht angezogen ist und gefrühstückt hat. Der Hausarzt fühlt sich unbeachtet und verweist auf seine Wichtigkeit, gerade in dem Moment als das Telefon klingelt und die Pflegedienstleitung am Gang erscheint.

Ich denke, jede Pflegekraft befand sich mehr oder weniger häufiger einer ähnlichen Situation, tausend Dinge zu erledigen, am besten schon gestern, und jeder der etwas möchte, ist natürlich der Wichtigste, der Satz „Einen Moment bitte" hat keine Bedeutung.

Wie wird die/der AltenpflegerIn reagieren?

Dies könnte davon abhängig sein, wie ausgeprägt die Komponenten des Koheränzgefühls der Person sind. Zur Erläuterung möchte ich die Typisierung nach ANTONOWSKY heranziehen wie in Kapitel 2.2.3 in Abbildung 1 ersichtlich.

Typus 1

Die AP kann die Situation abschätzen, die Wichtigkeit der zu erledigenden Aufgaben ist schnell erfasst, sie ist der Meinung es gibt eine Lösung, die sie finden möchte. Sie wird bspw. zuerst ans Telefon gehen, dem Hausarzt dann die Akten seiner Patienten geben, die Pflegedienstleitung bitten ihm bei der Visite beizuwohnen, den Besucher bitten kurz zu warten, während sie die Schmerzmedikation verabreicht, ihm versichern, seine Angehörige wird sofort von ihr versorgt und dies dann auch umsetzen. Diese Lösung könnte dazu führen, dass sich keine Konflikte anbahnen, die AP mit sich zufrieden ist, keinen Wunsch nach Veränderung verspürt. Die Stressoren würden dann wahrscheinlich als Herausforderung, die gelöst wurde, angesehen werden.

Typus 2

Nach ANTONOWSKY ist diese Kombination selten anzutreffen, was an diesem Beispiel logisch nachzuvollziehen scheint. Die Wahrscheinlichkeit, dass die AP die Situation nicht einschätzen kann, aber sie denkt, dass sie sie lösen kann und dazu auch motiviert ist, wirkt gering.

Typus 3

Die AP kann die Situation einschätzen, erkennt die Wichtigkeit der zu erledigenden Aufgaben, weiß jedoch nicht, wie sie die Situation bewältigen kann, obwohl sie motiviert ist, dies zu schaffen.

Sie wird vielleicht die Aufgaben der Reihe nach erledigen, ohne auf ihre Wichtigkeit einzugehen. Also bspw. zuerst ans Telefon gehen, um Ruhe herzustellen, sich dann dem Hausarzt widmen, da er näher ist als der Besucher vor der Tür, den sie warten lässt. Die Schmerzmedikation könnte sie vorerst außer Acht lassen. Dies könnte zu Konflikten führen, der erzürnte wütende Besucher könnte sich bspw. gleich an die Pflegedienstleitung wenden, der Bewohner der auf sein Schmerzmittel wartet, sich beschweren. Würden sich Konflikte ergeben, würde dies möglicherweise dazu führen, dass sich die AP gestresst fühlt, Unzufriedenheit und einen Wunsch nach Veränderung verspürt. Sie würde die Situation wohl weniger als Herausforderung denn als Belastung deklarieren.

Typus 4

Die AP kann die Situation nicht einschätzen, weiß nicht wie sie mit der Situation umgehen soll, möchte das Problem aber unbedingt lösen. Hier ist eine ähnliche Reaktion wie bei Typus 3 möglich, dass die Tätigkeiten einfach nacheinander abgearbeitet werden, in dem Wunsch nichts falsch zu machen ohne deren Wichtigkeit zu berücksichtigen, was zu eben einem ähnlichen Ergebnis wie bei Typus 3 führen könnte.

Typus 5

Die AP kann die Situation einschätzen, weiß wie sie das Problem lösen könnte, ist dazu aber nicht allzu motiviert. Sie könnte bspw. zuerst ans Telefon gehen, dem Arzt die Akten hinlegen, den Besucher stehen lassen oder auf die Pflegedienstleitung verweisen und mit der Schmerzmedikation den Raum verlassen, um aus der Schusslinie zu sein. Auch dies könnte natürlich Konflikte entstehen lassen, mit dem vernachlässigten Arzt und dem Besucher, der sich bei der Pflegedienstleitung beschwert, darüber dass die AP seine Angehörige noch nicht versorgt hat und zusätzlich darüber, dass er ignoriert wurde. Auch hier könnte die Situation eher als Stress erlebt werden, Unzufriedenheit auftreten und ein Veränderungsdruck ausgelöst werden.

Typus 6

Die AP kann die Situation einschätzen, weiß aber nicht wie sie sie lösen soll und ist dazu auch nicht motiviert. Hier ist eine ähnliche Reaktion wie bei Typus 5 möglich, ein Fluchtgedanke mit ähnlichen Konsequenzen.

Typus 7

Wie Typus 2 von ANTONOWKSY als selten eingeschätzt, übertragen auf das Beispiel würde dies bedeuten: Die AP kann die Situation nicht einschätzen, weiß eine Lösung, möchte das Problem aber nicht lösen, was als unwahrscheinlich einzustufen ist.

Typus 8

Die AP kann die Situation nicht einschätzen, weiß nicht wie sie sie lösen soll und möchte dies auch nicht. Sie könnte bspw. einfach den Raum verlassen. Es ist klar, dass hier Konflikte sehr wahrscheinlich entstehen können. Die Situation wird wohl auch kaum als Herausforderung angesehen werden und Unzufriedenheit ist sehr wahrscheinlich.

5 Fazit

Bei fast jedem Typus könnten Konflikte auftreten, wenn die AP in der angenommenen Weise reagiert. Damit möchte ich aber nicht ausdrücken, dass einzig Personen des Typus 1 korrekt auf Situationen reagieren können, mit Stressoren umgehen können und somit ganz sicher nie Gefahr laufen auszubrennen. Ich wollte nur verdeutlichen, wie sich die einzelnen Komponenten des Koheränzgefühls auf die Person in genau diesem Beispiel auswirken könnten, wie diese Person sich aufgrund dessen verhalten könnte. Natürlich sind in jedem Fall komplett andere Verhaltensweisen möglich, genauso wie es möglich ist, dass die entsprechende Person in der oben beschriebenen Weise reagiert.

Aufgrund der unterschiedlichen möglichen Verhaltensweisen könnte somit darauf geschlossen werden, dass sich das Kohärenzgefühl auf die Handlungen einer Person auswirkt, was sich möglicherweise auf die Art wie die Person mit Stressfaktoren umgeht auswirken könnte, und somit darauf, wie die Person Stress erlebt. Knüpft man daran den Gedanken, dass Stress und Burnout in einer gewissen Beziehung zueinander stehen, dass das eine (Stress) das andere (Burnout) begünstigt, könnte dies bedeuten, dass das Kohärenzgefühl einer Person durchaus eine Bedeutung dahingehend haben könnte, ob diese Person anfällig für Burnout ist.

5 Literaturverzeichnis

ANTONOWSKY, A. (1997): Salutogenese – Zur Entmystifizierung der Gesundheit. Dt. erw. Hrsg. von Alexa Franke, Tübingen: Dgtv-Verlag

FAUST, V. (1999): Psychosoziale Gesundheit von Angst bis Zwang. Abgerufen am 11. Juli 2007 von http://www.psychosoziale-gesundheit.net/psychiatrie/ burnout.htm

HÖZER, R. (2003): Burnout in der Altenpflege: vorbeugen – erkennen – überwinden. 1.Aufl., München-Jena: Urban & Fischer Verlag

SCHMIDT, B. (2004): Burnout in der Pflege: Risikofaktoren – Hintergründe – Selbsteinschätzung, 1.Aufl., Stuttgart: Verlag W. Kohlhammer

WIEDEMANN, U. (ohne Jahr): Phillex – Lexikon der Philosophie. Abgerufen am 14. Juli 2007 von http://www.phillex.de/dichotom.htm

WYDLER H./KOLIP, P. & ABEL, T. (Hrsg.) (2006): Salutogenese und Koheränzgefühl – Grundlagen, Empirie und Praxis eines gesundheitswissenschaftlichen Konzeptes. 3. Aufl. Weinheim und München: Juventa Verlag